MÉMOIRE

SUR L'ACTION

DES BAINS DE PETIT-LAIT,

SOIT PUR, SOIT A L'ÉTAT DE MÉLANGE

Avec l'Eau sulfureuse d'ALLEVARD,

PAR

Le Docteur B. NIÈPCE,

Médecin-inspecteur de l'Etablissement thermal d'Allevard (Isère).

PARIS,
J.-B. BAILLIÈRE, LIBRAIRE,
Rue de l'Ecole-de-Médecine.

LYON,
SAVY JEUNE, ÉDITEUR,
Place Louis le Grand, 14.

1850.

MÉMOIRE

SUR L'ACTION

DES BAINS DE PETIT-LAIT.

MÉMOIRE

SUR L'ACTION

DES BAINS DE PETIT-LAIT,

SOIT PUR, SOIT A L'ÉTAT DE MÉLANGE

Avec l'eau sulfureuse d'ALLEVARD

PAR

Le Docteur B. NIÈPCE,

Médecin-inspecteur de l'Etablissement thermal d'Allevard (Isère).

PARIS,
J.-B. BAILLIÈRE, LIBRAIRE,
Rue de l'Ecole-de-Médecine.

LYON,
SAVY JEUNE, ÉDITEUR,
Place Louis le Grand, 14.

1850.

BAINS DE PETIT-LAIT.

La France, si riche en établissements thermaux, ne possédait jusqu'à ce jour aucun établissement de bains de petit-lait.

Les malades, auxquels ces bains, si utiles dans un grand nombre d'affections, étaient prescrits, allaient chercher en Suisse ce puissant moyen de thérapeutique dans les établissements d'Unterséen, du Wichtenstein, situés dans des contrées froides et humides, à des hauteurs telles, que la moindre variation dans la température fait passer subitement les malades du chaud au froid. Ces brusques changements, non-seulement diminuent l'action salutaire des bains, mais détruisent souvent en un instant le bienfait que les malades ont éprouvé dans leur traitement.

Le grand nombre des malades qui se rendent dans ces deux établissements, les cures si belles obtenues par l'usage des bains de petit-lait, m'ont encouragé à engager le propriétaire des thermes sulfureux d'Allevard à annexer à son établissement des bains de petit-lait.

Une autre puissante considération vint s'ajouter à l'appui de mon idée de la création de bains de petit-lait à Allevard.

L'association du principe sulfureux au petit-lait devait nécessairement avoir de nombreuses applications. L'expérience est venue m'en donner la preuve dans un grand nombre d'affections. Les bains de petit-lait, employés dans le commencement du traitement de certaines maladies de la peau, lorsque le derme est le siége d'une inflammation, m'ont permis de pouvoir faire suivre plus tard, et avec avantage, le traitement thermal sulfureux, auquel les malades n'auraient pu être soumis auparavant.

Ces bains, administrés de temps en temps dans d'autres affections cutanées, en diminuant, soit à l'état pur, soit à l'état de mélange, l'action du principe sulfureux, donnent lieu à une plus grande tolérance et facilitent ainsi la guérison de quelques-unes de ces maladies souvent si rebelles.

Lorsque les bains sulfureux, malgré que leur activité soit diminuée par un certain mélange d'eau douce, n'amènent pas la guérison chez des malades dont le tube digestif est affecté, j'ai remarqué que l'alternance des bains sulfureux et de petit-lait, ou leur mélange, produisait d'excellents résultats.

Toutes les fois que j'ai observé que le bain sulfureux produisait une excitation générale, un certain éréthisme, le bain de petit-lait suffisait aussitôt pour détruire cet effet. Aussi je n'hésite pas à avancer que cet établissement de bains de petit-lait et d'eau sulfureuse sera pour Allevard une cause de plus de prospérité qui viendra encore augmenter la juste réputation dont jouit l'établissement thermal sulfureux d'Allevard.

Il n'aura à redouter ainsi la concurrence d'aucun établissement thermal du monde, puisque nulle part ailleurs le principe sulfureux et le petit-lait ne peuvent se trouver ainsi réunis.

J'aurai le soin de recueillir toutes les observations des malades auxquels je ferai suivre ce traitement, et je pourrai ainsi arriver à déterminer dans quel cas le petit-lait, soit pur, soit mélangé au principe sulfureux, doit trouver son application.

Les nombreux troupeaux qui paissent sur les hautes montagnes du pays d'Allevard, dans les gras pâturages qui les recouvrent, permettent de recueillir, par jour, quatre-vingts hectolitres de petit-lait, qui est amené chaque matin à l'établissement. A son arrivée, il a conservé une température suffisante pour qu'on ne soit pas obligé de le réchauffer.

Avec cette grande quantité de petit-lait, on peut donner plus de quarante bains par jour. Ainsi les malades seront toujours certains de trouver du petit-lait en abondance.

Utilité des bains de petit-lait.

Les avantages que les malades retirent de l'usage des bains de petit-lait se manifestent dans un grand nombre d'affections dépendant des troubles dans les fonctions de l'innervation.

Les plaisirs des grandes villes, les veilles prolongées, amènent fréquemment des accidents nombreux dans l'organisme. Les jeunes femmes, épuisées par les fatigues des fêtes continues pendant la saison d'hiver, au lieu de se livrer au sommeil pendant la nuit, prennent seulement pendant le jour quelques heures d'un repos factice qui ne suffit pas pour réparer les forces perdues, et arrivent peu à peu à ne pouvoir prendre qu'une trop faible quantité d'aliments dont la nature ne peut fournir des éléments assez réparateurs. Cette perte d'appétit amène de la maigreur, de la pâleur dans le visage; les fonctions digestives, celles de l'organe utérin, s'altèrent; des palpitations se manifestent, des douleurs névralgiques surviennent; la malade perd ses forces et bientôt elle ne peut plus quitter son fauteuil, et l'air de l'appartement qu'elle respire n'est plus assez pur, assez vif, pour entrenir les poumons dans les conditions d'oxygénation nécessaire. Tel est l'ensemble des accidents successifs que l'on observe chez ces malades. Les bains de petit-lait réussissent très-bien dans ces cas-là, ainsi que le démontrent les observations que nous donnerons plus loin.

Les fièvres typhoïdes graves qui ont occasionné des accidents du côté du cerveau, qui ont revêtu la forme, soit adynamique, soit ataxique, laissent souvent après elles des troubles graves dans les fonctions digestives et cérébrales. Dans ces cas-là, l'action des bains de petit-lait a procuré de très-bons résultats.

Les maladies de l'utérus, qui, chez un grand nombre de femmes, sont accompagnées et suivies de troubles si fréquents et si graves dans les fonctions de l'innervation, sont puissamment modifiées par l'usage des bains de petit-lait. La plupart des malades en retirent un grand bénéfice. Nous avons vu de jeunes femmes qui jusqu'alors avaient été condamnées à un régime sévère, au repos continu, soit au lit, soit sur une chaise longue, retrouver promptement la santé. Non-seulement elles faisaient usage des grands bains, mais encore de bains de siége et d'injections de petit-lait.

Les affections dépendant du système nerveux de la moëlle vertébrale sont très-souvent guéries par ce moyen. Ainsi les mouvements convulsifs des membres, la danse de Saint-Guy, cèdent assez facilement à l'action prolongée du bain de petit-lait.

Les névralgies si douloureuses éprouvent souvent une grande amélioration; mais les résultats les plus positifs, les plus avantageux que la science peut retirer de ces bains de petit-lait, ce sont ceux que l'on obtient dans les affections chroniques de la poitrine et des intestins.

Les nombreuses observations que j'ai recueillies me font espérer que je serai peut-être assez heureux pour avoir trouvé un moyen de soulagement et de guérison dans les affections chroniques si fréquentes, soit des organes pulmonaires, soit du tube digestif.

Tel qu'il nous arrive des chalets, le petit-lait est un liquide d'une couleur jaune-verdâtre, opaque, contenant en suspension des flocons blancs de caseum, onctueux au toucher, d'une saveur douce, agréable. Il est composé d'eau, de matières mucilagineuses, de sucre, de lait, et de tous les sels du lait.

Cette composition, contenant des principes si variés, nous montre combien ce précieux moyen peut avoir d'influence sur l'organisme, par l'absorption qu'en fait le corps plongé pendant un certain temps dans ce milieu.

Si le petit-lait est conservé pendant vingt-quatre heures dans un vase à l'air libre, il rougit plus fortement le papier de tournesol, son action devient un peu différente, et trouve ainsi son utilité dans un certain nombre d'affections en produisant une dérivation sur le système cutané.

Placé dans des vases clos et dans une température peu élevée, il se conserve pendant deux jours, sans éprouver d'altération.

Lorsque les mules descendent le petit-lait des chalets, dont les plus éloignés ne sont qu'à trois heures de distance de l'établissement, il marque encore de 50 à 55° au thermomètre centigrade. Il est alors nécessaire de le laisser refroidir dans les baignoires. Il arrive de grand matin avant le lever des malades, afin qu'ils puissent prendre leurs bains dès les cinq heures.

Il faut généralement près de deux hectolitres de petit-lait pour un grand bain. La température nécessaire pour obtenir l'effet du bain doit être de 25° centigr. à 31°. Lorsqu'elle est plus élevée, les malades se trouvent fatigués; ils ne peuvent y rester plongés assez longtemps.

L'expérience m'a démontré que pour que le bain de petit-lait produisît un bénéfice certain, la durée des premiers bains devait être d'une heure à une heure et demie pendant la première semaine, et d'une heure et demie à deux heures et demie et trois heures pour le reste du traitement.

La peau des malades plongés dans le bain devient douce et onctueuse, le sommeil s'y manifeste très-souvent; aussi dans le bâtiment spécialement affecté pour les bains de petit-lait, un garçon ou une fille de service est toujours en permanence pour surveiller les malades. Ce sommeil ne se montre pas ordinairement dès les premiers bains; cependant il arrive plus promptement chez les malades qui étaient soumis à des insomnies habituelles.

Le pouls ne devient pas fréquent comme dans les bains d'eau sulfureuse ou douce. Les urines deviennent très-abondantes, et cet effet se continue hors des bains; aussi avons-nous observé chez quelques malades l'apparition de graviers dans les urines, alors qu'ils ne pensaient nullement en être atteints; cependant quelques-uns nous ont avoué avoir éprouvé des douleurs dans la région lombaire, douleurs qu'ils attribuaient aux symptômes de leurs maladies. Aussi ai-je pu remarquer que la sortie de ces graviers déterminait aussitôt la cessation de certains accidents, et la guérison des malades dater de ce moment. Cette action du petit-lait doit être attribuée à la présence des sels alcalins qu'il contient.

L'effet des bains de petit-lait est d'une grande efficacité dans certaines affections de la peau, lorsque le derme est fortement atteint. Les matières mucilagineuses, onctueuses, qu'il renferme agissent comme moyen émollient, diminuent l'inflammation qui en est la conséquence, et disposent le tissu cutané à pouvoir supporter plus tard l'action du principe sulfureux. Dans ces cas-là, je fais prendre d'abord des bains de petit-lait pur et prolongés. Lorsque je suis certain que l'inflammation a cessé, j'associe dans de certaines proportions et progressivement l'eau minérale sulfureuse d'Allevard, et je finis par faire prendre aux malades des bains sulfureux purs. J'ai pu obtenir par ce moyen des guérisons qui auraient été impossibles sans le petit-lait, ainsi que les observations détaillées plus loin le démontrent.

Dans les affections chroniques du tube digestif, les bains de petit-lait ont produit des résultats positifs. Des malades atteints de diarrhée chronique, accompagnée d'un état de maigreur très-prononcée, de perte d'appétit, d'une fièvre lente continue, ont été complétement guéris par ce moyen. Les accidents ont successivement diminué, puis ont fini par disparaître, et la guérison s'est manifestée entière et soutenue.

Ces résultats obtenus me conduisirent à penser que peut-être chez les phthisiques ces bains pourraient avoir de bons résultats; j'en ai fait l'expérience, et les succès obtenus me font espérer que la science pourra trouver dans ce moyen un puissant remède pour soulager et même guérir les malades atteints de cette terrible maladie.

Bien que j'aie pu obtenir d'excellents résultats par ces bains de petit-lait dans quelques-unes de ces graves affections, je ne fais encore que les signaler au monde médical, voulant encore me livrer à de nouvelles expériences, et attendre, avant de me prononcer, que des faits nombreux, bien exposés, viennent témoigner de l'efficacité réelle de ce nouveau moyen thérapeutique, employé dans les maladies chroniques des organes pulmonaires. Les observations que j'expose plus loin, avec soin, serviront à éclairer sur ce point.

Ayant remarqué que la fièvre lente qui accompagne les inflammations chroniques des intestins, cédait le plus souvent à l'usage des bains de petit-lait, j'ai cru devoir essayer si l'état fébrile qui se manifeste chez les phthisiques à l'approche de la nuit ne pourrait pas éprouver de modification par ce moyen. J'ai donc prescrit l'usage de quelques bains à quatre phthisiques, et j'ai été assez heureux pour obtenir quelques bons résultats qui m'ont encouragé à persévérer. J'ai remarqué d'abord que la peau, sèche auparavant, devenait onctueuse, que la fièvre diminuait, que la langue était moins rouge et la toux moins fréquente. Chez deux de ces malades, la fièvre cessa complétement, la soif disparut, et les sueurs qui se manifestaient pendant la nuit, diminuèrent un peu et finirent par cesser; l'aspiration des vapeurs sulfureuses continuée pendant ce traitement, amena un soulagement plus prononcé, l'expectoration devint moins abondante, de puriforme elle devint simplement muqueuse, et ces malades nous quittèrent dans un état d'amélioration tel, que je fus assez heureux pour apprendre plus tard par eux-mêmes qu'ils allaient toujours de mieux en mieux. Chez les deux autres, l'un obtint du soulagement plus promptement que l'autre, quoique cependant ce dernier ait quitté l'établissement avec une amélioration telle qu'il pouvait se promener pendant plus d'une heure et monter dans sa chambre sans éprouver le quart des souffrances dont il se plaignait avant son traitement.

L'auscultation chez ces malades, que j'avais pratiquée avec le plus grand soin, me tenait elle-même au courant des bons résultats que j'obtenais chaque jour, et de ce qui se passait dans les poumons malades.

Pour arriver à obtenir des résultats satisfaisants, ces bains ont besoin d'être administrés avec prudence et suivant certaines règles.

Les malades atteints d'affections bronchiques graves prennent ordinairement la fièvre après leur dîner du soir, à l'approche de la nuit. La soif survient également, et c'est l'heure où ils sont plus fatigués.

Pour combattre cet état fébrile, je fais prendre le bain vers les cinq heures du soir à la température de 30° centigrades. Le malade prend un repas léger pendant qu'il est dans son bain. Les aliments se composent de mets d'une digestion très-facile. Les quatre premiers bains sont d'une durée d'une heure. Immédiatement après, le malade, enveloppé de linges très-chauds, est emporté dans son lit légèrement chauffé. Après ces quatre bains, le malade y reste de une heure à deux heures. Chaque matin il reçoit une douche sulfureuse à 42° centigr. sur les extrémités inférieures et sur les mains, pendant le temps de laquelle il aspire les vapeurs sulfureuses réunies à cet effet dans son cabinet de douche. Ce traitement est celui que j'emploie ordinairement, et il est rare qu'après huit ou dix jours de traitement, la fièvre n'ait pas disparu ainsi que les sueurs nocturnes et la diarrhée qui si souvent les accompagne.

Les observations qui sont exposées plus loin donneront une idée des faits que j'ai observés avec tout le soin possible. J'ai exposé l'état des malades au commencement du traitement, tel que l'auscultation et la percussion me l'ont fait reconnaître, l'état du malade au quart du traitement, à la moitié et à son départ de l'établissement.

J'ai apporté le plus grand soin à l'exposition des faits, afin que mes confrères puissent mieux juger la valeur de ce nouveau traitement.

AFFECTIONS CATARRHALES CHRONIQUES.

PREMIÈRE OBSERVATION.

Mlle V., des environs de Lyon, âgée de 19 ans et demi, à la suite d'une suppression brusque de ses règles, dues à ce qu'elle eut les pieds mouillés pendant un enterrement, a été prise d'une simple bronchique. Malgré l'usage de tisanes adoucissantes pectorales, la toux a continué ainsi depuis le 17 janvier 1848 jusqu'à son arrivée à Allevard le 6 juillet 1849. Les règles sont revenues seulement trois fois pendant l'intervalle de ces six mois. Elle éprouve une gêne assez prononcée dans la respiration. Lorsqu'elle monte les escaliers pour arriver à sa chambre, située au premier étage, elle est prise de quintes de toux qui la fatiguent beaucoup. Elle expectore des crachats purulents en assez grande abondance, le matin surtout. Lorsqu'elle se couche, elle tousse pendant près d'une heure; elle dort peu, si ce n'est vers le matin; lorsqu'elle se réveille, elle est couverte de sueur. Sa peau est sèche, son teint rosé, sa figure est amaigrie.

La poitrine, auscultée avec soin, laisse entendre dans la région latérale droite du poumon droit, au niveau du sein et un peu en arrière, un râle sibilant manifeste. Le bruit respiratoire normal ne s'entend que dans quelques points du poumon. Les crachats ont un aspect puriforme, quelquefois ils sont un peu rouillés. Ils représentent des plaques nummulaires, isolées les unes des autres, surnageant à un liquide comme gommeux. Elle est prise de temps en temps de diarrhée, alternant avec de la constipation.

Divers traitements ont été employés: les tisanes pectorales, balsamiques, l'eau de goudron, les opiacés, tout a été employé sans produire de soulagement.

Pour combattre l'état inflammatoire qui donne lieu à son état fébrile, je lui prescris vers les quatre heures du soir, le lendemain de son arrivée à l'établissement, un bain de petit-lait de trois quarts d'heure, et à 31° centigrades. Pendant le bain, elle fait un léger repas consistant en un petit potage au riz et un plat de légumes.

Je continue le même traitement pendant huit jours, en faisant prendre tous les matins une douche de dix minutes à 40° centigr. sur les extrémités inférieures et les mains, pendant la durée de laquelle elle aspire les vapeurs sulfureuses contenues en suspension dans le cabinet de douche et en grande abondance.

L'inflammation du tube digestif a notablement diminué après les huit jours de ce traitement. La soif a cessé, l'état fébrile ne se montre plus, et la malade trouve déjà une légère amélioration à sa position.

Je continue ce traitement pendant une deuxième semaine, en ayant le soin de continuer le traitement sulfureux. Toutefois je prescris de plus, sur les trois heures de l'après-midi, l'usage d'un bain de pieds d'eau minérale. Je dois dire ici que ces bains donnés dans le milieu du jour, produisent généralement de très-bons résultats chez les malades atteints de catarrhes chroniques. Le calorique appelle aux extrémités l'afflux du sang, et cela au bénéfice des organes pectoraux et abdominaux.

Le quatorzième jour du traitement, la malade a repris meilleur appétit, la diarrhée a cessé, les nuits sont meilleures, le sommeil plus long, moins agité, et les sueurs ont disparu.

La toux revient un peu moins souvent, les crachats sont plus abondants, ils viennent avec une grande facilité.

Le seizième jour je mélange les bains de petit-lait avec moitié eau sulfureuse, je continue les douches et le même régime; au vingt-cinquième jour, les crachats deviennent plus rares et plus muqueux. Les autres accidents ont presque tous cessé. La malade reprend des forces, l'oppression a notablement diminué, elle peut faire une petite promenade et monter dans sa chambre sans éprouver la gêne dans la respiration dont elle se plaignait à son arrivée.

Elle continue également de boire tous les matins trois verres d'eau minérale chaude coupée avec du lait. Le trentième jour de son arrivée je renvoie la malade en bonne voie de guérison. J'ai su depuis que sa santé s'était toujours de mieux en mieux trouvée, et qu'en ce moment la malade se croit complétement guérie.

DEUXIÈME OBSERVATION.

M. H....., âgé de 43 ans, d'une constitution sanguine, ayant toujours joui d'une bonne santé jusqu'à l'âge de 42 ans, présentait à son arrivée, le 29 juin 1849, l'ensemble des symptômes d'une double inflammation de la membrane muqueuse des bronches et de celle du canal intestinal. Le malade accusait, en particulier, une toux fréquente, pénible, accompagnée d'une sensation désagréable, de picotement derrière le sternum et sous les deux clavicules. La fièvre dont il se plaignait auparavant, avait cédé à deux émissions sanguines, depuis trois mois ; cependant il avait encore de temps en temps de la diarrhée et un peu de fièvre le soir en se couchant.

La bronchite persistait ; les forces, au lieu de revenir, diminuaient, et chaque soir il éprouvait de la chaleur, un malaise général. L'auscultation me démontra l'existence d'une affection du parenchyme pulmonaire. La matière expectorée, mise en contact avec de l'eau ordinaire, puis avec de l'eau salée, s'est précipitée au fond de l'eau sous forme de gros flocons, s'y divisait en une foule de petits grumeaux d'un blanc mat ; l'eau perdait en même temps sa transparence et acquérait une teinte laiteuse très-prononcée.

La surface de la langue présentait une teinte rouge foncée ; il en était de même pour les lèvres. La soif, assez vive, se manifestait plus particulièrement le soir.

Le sommeil était agité, et le matin le malade était obligé de changer de chemise et de flanelle, parce qu'une sueur abondante avait eu lieu. La peau était sèche ; le visage amaigri revêtait une teinte rosacée.

Le lendemain de son arrivée, je soumis le malade au traitement suivant :

Le matin, deux demi-verrées d'eau minérale sulfureuse coupée avec du lait.

Le soir, à quatre heures et demie, un bain de petit-lait de trois quarts d'heure et à la température de 29° centigrades. Un régime très-doux, composé de légumes. Le soir, une infusion de fleurs de réglisse, sucrée avec le sirop d'eau distillée de laurier cerise.

Le troisième jour, je prescris la douche sulfureuse sur

les extrémités inférieures et les aspirations de vapeur sulfureuses. Les bains de petit-lait et ce traitement minéral sont continués pendant dix jours; au bout de ce temps, la langue a perdu sa teinte rouge, la fièvre a cessé ainsi que la soif, l'appétit s'est réveillé, les sueurs ont diminué, et le malade, appréciant le mieux qu'il éprouve, prend courage. Je continue ce traitement pendant six jours, après lesquels je mélange le petit-lait avec l'eau minérale sulfureuse. Le malade éprouvant une amélioration bien évidente, je cesse les bains de petit-lait et je prescris un nouveau traitement consistant en trois verrées d'eau minérale coupée avec le lait, un demi-bain sulfureux de trente minutes et à 28° centigrades; immédiatement après le bain, le malade est porté à la douche qu'il reçoit sur les extrémités inférieures. Pendant sa durée, il aspire les vapeurs sulfureuses en suspension dans le cabinet de douche. Le soir, à trois heures et demie, il prend un bain de pieds à 40° centigr. Son régime continue à être composé d'aliments très-légers, je permets le blanc de volaille rôtie, et un peu de vin de Bordeaux dont il rougit son eau.

Ce traitement, continué jusqu'au trente-deuxième jour, permet au malade de retourner chez lui.

Il a repris de l'appétit; ses forces sont revenues; il marche n'éprouvant plus que très-peu de gêne dans la respiration; les crachats sont peu abondants et purement muqueux. Une lettre reçue à la fin d'octobre m'annonce que sa santé est entièrement revenue; toutefois, je l'engage à aller passer l'hiver dans la rivière de Gênes.

TROISIÈME OBSERVATION.

Mme S....., des environs de St-Etienne (Loire), âgée de 28 ans, d'un tempérament sanguin, mariée depuis sept ans, a eu deux enfants. Elle a été réglée à l'âge de 17 ans. Jusqu'à 26 ans et demi, sa santé a été assez bonne, toutefois elle s'enrhumait facilement, surtout pendant la saison d'hiver. Il y a treize mois, elle a pris un léger rhume dont elle attribue l'origine à ce qu'elle eut froid, pendant une nuit, en donnant ses soins à un de ses enfants malade. Malgré l'usage des tisanes pectorales, des transpirations qu'elle provoqua, des vésicatoires qu'elle s'appliqua aux bras, sa toux a persisté, et l'amaigrissement s'est déclaré. A son arrivée le 3 juillet, je constate que le poumon droit à la région sous-claviculaire ne laisse plus entendre le bruit respiratoire, que sa respiration est gênée, qu'à la moindre marche un peu vive, elle éprouve de l'oppression et même des palpitations. Une toux sèche de temps en temps se fait entendre dans le jour. Le soir et le matin, elle expectore des crachats muqueux mélangés de matière puriforme. Le matin, lorsqu'elle a toussé pendant au moins une heure, elle est prise d'une abondante transpiration. La langue est rouge et la peau des extrémités est sèche, rugueuse.

Le soir, je prescris un bain de petit-lait d'une heure. Le matin, deux demi-verrées d'eau minérale coupée avec l'eau gommée, un régime très-doux et en petite quantité. Ce traitement est continué ainsi pendant cinq jours, après lesquels je fais boire le matin trois demi-verrées d'eau minérale coupée avec le lait. Une douche à 40° sur les extrémités, l'aspiration de vapeurs sulfureuses pendant dix minutes, le soir son bain de petit-lait d'une heure et demie. Au dixième jour, la langue a perdu sa teinte rouge, la soif a cessé, les crachats sont moins abondants et la toux moins fréquente. Je prescris alors un bain de petit-lait de deux heures de durée, mélangé d'un tiers d'eau sulfureuse pendant quatre jours, puis je donne le bain entièrement composé d'eau minérale. Le bain de pieds est pris à trois heures.

Ce traitement, continué pendant vingt-six jours, a produit une notable amélioration. Les forces sont revenues en grande partie. Les crachats sont rares, mais une petite toux persiste encore le matin ; elle paraît due à une inflammation chronique du larynx, à la vérité très-légère.

Je conseille à la malade d'aller passer l'hiver dans le Midi, et à appliquer fréquemment de petits vésicatoires à la région du larynx.

QUATRIÈME OBSERVATION.

Mme L....., des environs de Châlon-sur-Saône, âgée de 33 ans, d'une constitution lymphatique, a été réglée très-tard. La menstruation, difficile, revenait à intervalles irréguliers jusqu'à l'âge de 22 ans, époque à laquelle elle fut mariée. A dater de ce moment, les règles apparurent à époque fixe. Elle devint mère de quatre enfants dans l'espace de sept années. En 1847, elle fut prise d'hémoptysie, à laquelle on opposa des saignées répétées. Ces vomissements se manifestaient de temps en temps, surtout à l'époque des règles et pendant l'hiver, bien que la malade s'entourât de précautions nombreuses. Une toux sèche durait depuis deux ans, lorsqu'elle devint plus fréquente. La malade, au mois de janvier 1847, à la suite d'un refroidissement, fut prise d'un violent point de côté, au-dessous du cœur; les sangsues, puis un large vésicatoire furent appliqués, l'état aigu cessa, mais pour faire place à une irritation chronique. La toux augmenta, les crachats devinrent nombreux, épais. A son arrivée, le 12 juillet, je constate l'état suivant :

La face est amaigrie; les pommettes des joues, saillantes, sont le siége d'une vive coloration. La malade est triste, la voix est enrouée, la toux fréquente, l'appétit peu prononcé; la fièvre est presque continue, la langue est rouge, le sommeil pénible, d'abondantes sueurs ont lieu tous les matins; à cela s'est jointe une diarrhée forçant la malade à aller cinq ou six fois à la selle par jour.

Le voyage ayant beaucoup fatigué la malade, je prescris le repos pendant quatre jours, un régime très-doux, et des infusions de fleur de tussilage.

Le sixième jour, je fais donner un bain de petit-lait de trois quarts d'heure; je continue ainsi pendant cinq jours, en augmentant un peu la durée des bains. Le septième jour de son arrivée, je fais boire deux demi-verrées d'eau minérale coupée avec du lait. Le soir, sur les huit heures, je donne un demi-looch blanc, avec addition de 30 grammes sirop diacode et 15 grammes d'eau distillée laurier cerise.

Le quinzième jour après son arrivée, je fais donner le matin une douche sur les extrémités, et aspirer pendant un quart d'heure la vapeur sulfureuse. Les bains de petit-lait ont alors deux heures de durée. La malade éprouvant déjà du mieux, je fais mélanger le petit-lait avec un tiers d'eau sulfureuse.

Je continue ainsi jusqu'au vingt-neuvième jour ce traitement. L'état de la malade présente alors les symptômes suivants :

La toux est moins fréquente, la diarrhée a cessé, les sueurs sont moins abondantes, le sommeil plus régulier. L'appétit s'est réveillé, et les forces ont notablement augmenté. Je prescris alors des demi-bains sulfureux purs d'une demi-heure; immédiatement après, la malade est portée à la douche, qu'elle reçoit seulement sur les extrémités, et pendant laquelle elle continue l'aspiration des vapeurs sulfureuses. Le trente-quatrième jour du traitement, la malade désirant retourner chez elle, et reconnaissant que sa maladie a presque disparu, je lui permets de nous quitter. Bien que l'oppression soit presque toute disparue, il reste encore un peu de gêne dans la respiration, lorsqu'elle monte des escaliers. Une toux légère, mais rare, a persisté. L'auscultation me démontre combien l'état du poumon s'est amélioré. Il reste cependant un point où le bruit respiratoire ne se fait que difficilement.

Il me serait facile de donner encore quelques observations, mais ces quatre décrites ci-dessus suffisent pour faire comprendre l'importante action du petit-lait dans les affections catarrhales chroniques, et le mode d'emploi de cette précieuse médication.

Cependant, avant de décrire les observations que j'ai recueillies sur des malades atteints de gastro-entérites chroniques, je crois devoir donner auparavant une observation très-intéressante de diarrhée chronique compliquée d'un catarrhe chronique.

CINQUIÈME OBSERVATION.

M. P..., âgé de 22 ans, brun, taille moyenne, mince, mais d'une texture serrée, bilieux et très-impressionnable, fut traité, pendant l'hiver de 1848-1849, d'un catarrhe pectoral. Son médecin employa les tisanes émollientes, puis balsamiques. Plusieurs vésicatoires se succédèrent sur la circonférence de la poitrine; tout cela ne donnait que peu de succès. Lorsque la toux cessait, il était pris de coliques, et un dévoiement très-fort se déclarait.

Ce déplacement de la maladie ne parut point améliorer la situation du malade.

L'appétit disparut, les forces tombèrent, le pouls devint petit et précipité, la peau sèche et terreuse, le marasme fit des progrès. Telle était sa position lorsqu'il arriva le 24 juillet dernier. Il toussait encore un peu tous les matins.

Je prescrivis l'usage des bains de petit-lait de trois quarts d'heure de durée, matin et soir. Trois demi-verrées d'eau minérale coupée avec le lait chaud. Un régime très-léger.

Ce traitement, continué pendant six jours, n'amena d'abord aucune amélioration, si ce n'est moins de tension et de douleurs à l'abdomen. Le dixième jour, la fièvre cessa, le malade parut prendre du goût pour ses aliments. La diarrhée cessa.

L'auscultation, pratiquée avec soin, me fit reconnaître que le bruit respiratoire se faisait mieux entendre. Je fis alors mélanger le bain de petit-lait avec moitié eau sulfureuse. Le malade passait matin et soir dix minutes dans la salle d'aspiration. Le vingt-quatrième jour, le malade avait retrouvé l'appétit, il ne toussait plus, et il quitta l'établissement entièrement guéri.

MALADIES CHRONIQUES DU TUBE DIGESTIF.

SIXIÈME OBSERVATION.

Diarrhée chronique à la suite d'une fièvre tiphoïde.

Le nommé M...., entrepreneur de bâtiments, âgé de 43 ans, châtain, régulièrement conformé, de taille et de grosseur médiocres, fut au mois de décembre 1848 pris de tous les symptômes d'une fièvre tiphoïde grave, pendant laquelle il fut souvent saisi d'un délire menaçant. Traité par une médication active, il fut en convalescence le vingt-sixième jour de sa maladie.

Ses forces restaient faibles, bien que son médecin cherchât à favoriser le retour des forces par le vin, le quinquina et les aliments légers. Cet état d'affaiblissement, entretenu par un dévoiement continuel qui fut combattu par les lavements opiacés et astringents, persistait ainsi, lorsqu'il vint à Allevard au milieu du mois de juillet dernier.

Je prescrivis le traitement suivant : le matin, deux verrées d'eau minérale, coupée avec une solution gommeuse, un bain de petit-lait d'une heure et demie; pour aliments, je lui prescrivis le riz, les œufs, la panade. Au neuvième jour du traitement, la diarrhée avait diminué; l'appétit étant un peu revenu, le malade semblait reprendre quelques forces. Je continuai ce traitement jusqu'au seizième jour de son arrivée, en ayant le soin d'insister sur le régime. Le dix-septième jour, je fis mélanger le petit-lait avec l'eau minérale sulfureuse, et cela progressivement, de manière qu'au vingt-cinquième jour, il prit les bains sulfureux purs. Je lui prescrivis alors quelques douches sur les extrémités, le long du rachis. Le trente-unième jour, j'engageai le malade à nous quitter, le considérant guéri, puisqu'il avait bon appétit, qu'il digérait la viande, et que les selles étaient naturelles.

SEPTIÈME OBSERVATION.

Mme B...., âgée de 26 ans, d'un tempérament sanguin, blonde, fut attaquée, le 6 février 1849, d'une fièvre intermittente continue, à laquelle on opposa les vomitifs, puis les amers et le sulfate de quinine. Les accès s'affaiblirent; mais il survint une douleur d'épigastre, avec tendance au vomissement, qui fit renoncer à l'emploi du sulfate de quinine. On employa les potions adoucissantes, les infusions de mélisse, de cannelle, etc. Les accès diminuaient peu, on revenait au sulfate de quinine; les douleurs, les nausées revenant, son médecin se voyait de nouveau dans la nécessité de suspendre ce fébrifuge. La diarrhée, qui s'était établie au bout de six semaines, vint compliquer l'état de la malade.

Après le second mois de traitement, son médecin parvint par le secours des tisanes adoucissantes, à l'aide d'un régime féculent végétal, à réduire à très-peu de chose les accès de la fièvre. Enfin, voyant que cet état se prolongeait, un médecin de Lyon, auquel la malade s'adressa, lui conseilla l'usage des eaux d'Allevard.

A son arrivée, je constatai l'état suivant: le visage est pâle, la face amaigrie; la langue est rouge, le pouls petit, serré; la soif est vive. L'abdomen est tendu, l'appétit est nul, la peau est sèche, terreuse; la malade a 4 à 5 selles liquides par jour et avec ténesme.

Je prescris, le matin, deux verrées d'eau minérale coupée avec l'eau gommée, un bain de petit-lait d'une heure de durée, et un régime végétal peu abondant. Je continue ce traitement pendant huit jours, au bout desquels la malade paraît aller mieux ; elle n'a plus que deux selles par jour, elles sont moins liquides. La fièvre a cessé, le vendre est moins douloureux. Je porte la boisson à trois verrées d'eau minérale pure. Les bains de petit-lait sont continués pendant 5 jours, après lesquels ils sont mitigés d'eau minérale sulfureuse, puis, au quinzième jour du traitement, ils sont purs. La malade reprend des forces, la peau est humide, la soif a cessé ; j'augmente la quantité des aliments. Je fais porter la malade à la douche, immédiatement après son bain. Portée dans son lit, elle est prise d'abondantes transpirations qui déterminent plus promptement la guérison de la malade. Elle quitte l'établissement entièrement guérie, après y avoir fait un séjour d'un mois.

HUITIÈME OBSERVATION.

Affections chroniques des organes abdominaux, dues à un trouble profond du système nerveux.

Mme de V...., âgée de 22 ans, mariée depuis deux ans, d'un tempérament lymphatique, d'une constitution délicate, a été réglée avec difficulté. Une année après son mariage, elle devint mère d'un enfant. Sa grossesse fut très-pénible. Elle essaya de nourrir son enfant ; mais l'état de malaise continu dans lequel elle se trouvait, l'obligea à prendre une nourrice. Ses digestions devinrent difficiles, la soif peu prononcée, l'appétit nul, le sommeil léger. Dès qu'elle se livrait au moindre exercice, elle éprouvait une grande fatigue. Cet état fut combattu par les antispasmodiques joints aux toniques. Les moyens mis en usage n'amenant aucun résultat, son médecin de Grenoble lui conseilla l'usage des bains de petit-lait d'Allevard.

A son arrivée, je constatai l'existence de tous les symptômes décrits précédemment. Je lui conseillai, le matin, trois demi-verrées d'eau minérale, coupée avec l'infusion de feuilles d'oranger ; un bain de petit-lait d'une heure et demie, à 31° centigrades. Ces bains amenèrent, dès le septième jour, une légère amélioration. L'appétit revint, le sommeil fut plus calme et plus long, les douleurs qu'éprouvait la malade, soit à l'abdomen, soit au bas-ventre et dans la région lombaire, diminuèrent. J'en continuai l'usage jusqu'au seizième jour, époque où je les fis mélanger avec l'eau minérale. Je lui fis prendre quelques douches le long du rachis, et, au vingt-cinquième jour, la malade nous quitta entièrement rétablie, à un tel point, que lorsque sa famille vint la chercher, elle trouva le changement tel, qu'elle ne la reconnaissait plus.

NEUVIÈME OBSERVATION.

Métrite chronique; digestions difficiles; douleurs vagues dans la région abdominale.

Mme S...., des environs de Villefranche, âgée de 26 ans, d'une constitution sanguine, a été réglée dès l'âge de 15 ans; jusqu'à 23 ans, elle a constamment joui d'une parfaite santé. A l'âge de 24 ans, elle devint enceinte. Les cinq premiers mois de sa grossesse furent pénibles; au commencement du sixième mois, elle fit une chute en descendant ses escaliers, et trois jours après, elle eut une fausse couche. Depuis lors sa belle santé disparut, elle éprouva un malaise général, des douleurs quelquefois assez vives se firent sentir à l'hypogastre. La région lombaire devint également douloureuse, des tiraillements se manifestèrent à la région inguinale. L'appétit diminua progressivement, et l'estomac devint aussi le siége de quelques douleurs qui ne se calmaient que par l'usage de quelques gorgées d'eau très-froide. Une perte légère se manifesta. Cet état persista jusqu'à son arrivée à l'établissement.

La face est amaigrie, le teint est pâle, la peau sèche et comme terreuse, le plus petit exercice fatigue la malade. L'appétit est nul, le sommeil agité.

Je prescris l'usage de trois demi-verrées d'eau minérale coupée avec de l'infusion de fleurs de mélisse, un bain de petit-lait d'une heure et demie. Des injections de petit-lait. Le spéculum ne me démontra aucune altération du col de l'utérus ni du museau de tanche. Ce traitement, continué pendant trois semaines en augmentant seulement la durée des bains, amena d'abord un changement dans l'état de la malade, puis une amélioration telle, que la malade quitta l'établissement au vingt-sixième jour dans un état de santé complet.

DIXIÈME OBSERVATION.

Trouble profond de l'innervation ; accident survenu dans les fonctions des organes de l'estomac, des intestins et de l'utérus.

Mme de V...., de Rouen, âgée de 35 ans, d'une constitution nervoso-sanguine, a été réglée de bonne heure, elle a constamment joui d'une bonne santé jusqu'à l'âge de 32 ans, époque à laquelle elle vint à Paris. Pendant la première année de son séjour dans la capitale, elle a été prise de quelques douleurs névralgiques à la face, qui ont cédé à un traitement rationnel. L'année suivante, ces douleurs reparurent à la suite de l'hiver, après les fatigues inséparables d'une saison où Mme de V.... passa souvent les nuits, soit dans des fêtes, soit aux théâtres. Dès la fin de l'hiver, elle se plaignit de tiraillements d'estomac, d'une constipation opiniâtre. La perte d'appétit survint, et les aliments recherchés par cette dame ne consistaient plus qu'en pâtisseries et substances sucrées. Des douleurs vagues survinrent à la région lombaire, elles se portèrent de là au bas-ventre et aux cuisses. Son médecin, professeur à la faculté de médecine, après un examen du col de l'utérus, ayant reconnu que cet organe était le siége de légères excoriations et d'un engorgement du col, pratiqua quelques cautérisations qui amenèrent un soulagement passager. Il prescrivit le repos absolu. Sous l'influence de ce traitement, les ulcérations du col se cicatrisèrent, l'engorgement diminua ; mais la perte d'appétit, le défaut d'appétence continuèrent, et l'état nerveux de la malade persista. La moindre contrariété qu'elle éprouvait, la plus légère émotion, soit de peine, soit de plaisir, déterminaient un état spasmodique qui persistait pendant des semaines entières, malgré l'usage des antispasmodiques et des bains.

Cet état se prolongea pendant deux années ; les bains de mer, qui lui avaient été conseillés, n'amenèrent aucun soulagement. Les troubles du système nerveux allant en augmentant, on lui conseilla l'usage des bains de petit-lait d'Allevard.

Le lendemain de son arrivée, je lui prescrivis le traitement suivant :

Le matin, trois verrées de petit-lait clarifié, un bain de petit-lait d'une heure et demie, un régime composé de viandes blanches, le vin de Bordeaux et des promenades à âne et en s'élevant sur les hautes montagnes. Continué pendant 10 jours, ce traitement amena le sommeil, l'appétit revint, et, à dater de ce moment, la malade alla mieux. Au quinzième jour, elle prit deux bains de petit-lait par jour, et le vingt-septième jour, elle quitta l'établissement parfaitement rétablie.

ONZIÈME OBSERVATION.

Mme N...., âgée de 24 ans, a été réglée de bonne heure; son tempérament sec et nerveux n'a jamais été troublé par des indispositions sérieuses jusqu'à l'âge de 19 ans, époque à laquelle elle se maria et où elle devint grosse. Son accouchement fut très-pénible, on fut obligé d'appliquer le forceps. A dater de ce moment, elle fut toujours souffrante. Ses digestions devinrent difficiles; deux heures après le repas, elle était prise de vomissements, après lesquels elle se trouvait momentanément soulagée. Le moindre exercice la fatiguait, le sommeil était léger, et de violentes douleurs dans la région abdominale forçaient souvent la malade à se coucher. Alors elle se courbait presque en deux. Cette position seule semblait procurer un peu de soulagement. Divers traitements furent employés ; elle alla aux bains de mer, qui semblèrent procurer quelque amélioration qui pourtant ne fut que de peu de durée. L'année suivante, elle se rendit aux eaux de Plombières, qui, au lieu de calmer les douleurs, ne firent que les exaspérer. Son médecin, M. Récamier, lui prescrivit l'usage des bains de petit-lait d'Allevard. A son arrivée, je constatai les symptômes qui viennent d'être énumérés. Le corps est amaigri, la peau sèche et rugueuse, l'appétit nul, le sommeil pénible et rare. Je prescris le petit-lait clarifié en boisson. Les bains de petit-lait d'une heure et demie de durée d'abord, puis de deux heures jusqu'à trois heures. Un régime très-doux et un exercice très-modéré à âne, en s'élevant progressivement. Ce traitement, continué pendant un mois, a amené la guérison de cette dame.

DOUZIÈME OBSERVATION.

Névralgie hémicranienne; douleurs vagues dans la poitrine et l'abdomen.

Mme P...., de Tarare, brune, âgée de 36 ans, d'une constitution nerveuse, a eu plusieurs enfants. Ses couches ont été heureuses. Elle a joui jusqu'à l'âge de 33 ans d'une bonne santé.

A la suite d'une frayeur, elle a été prise de violents maux de tête, qui se localisèrent au côté gauche de la face. Divers traitements furent employés. Loin de produire du soulagement à la malade, ils ne firent qu'augmenter les douleurs. Sept mois après, les digestions devinrent difficiles, la respiration devint parfois embarrassée. La malade éprouvait un resserrement derrière le sternum, quelques palpitations se déclarèrent au cœur. Ces accidents s'augmentèrent de douleurs tantôt dans un côté, tantôt dans un autre de l'abdomen. Elle perdit l'appétit, le sommeil, et l'amaigrissement se déclara.

On lui conseilla les eaux de Saint-Alban. Elle se rendit à cet établissement, où elle séjourna pendant un mois.

Sous l'influence de l'action de ces eaux acidules, les digestions devinrent un peu plus faciles, les douleurs névralgiques de la face parurent diminuer. Cet état d'amélioration se prolongea pendant un mois et demi, après lequel les douleurs revinrent aussi fortes qu'elles l'avaient été. L'année suivante, on lui conseilla les eaux de Vichy. M. Prunelle lui fit suivre un traitement complet qui, au lieu de soulager la malade, ne fit qu'exaspérer ses douleurs. Elle passa l'automne et l'hiver suivant privée entièrement de sommeil. Elle ne pouvait digérer que des aliments fortement épicés ou vinaigrés. Au mois de juillet dernier, les bains de petit-lait d'Allevard lui ayant été prescrits, elle vint à notre établissement.

J'ordonnai l'usage pour boisson de trois demi-verrées d'eau minérale sulfureuse coupée avec la décoction de fleurs de mélisse. Un bain de petit-lait fut pris tous les matins, de une heure et demie. Sous l'influence de ce traitement, la malade reprit du sommeil, l'appétit se réveilla, et le mieux se déclara. La durée des bains fut augmentée progressivement. Les forces revenant, je conseillai à la malade de faire quelques promenades. Continué pendant un mois, ce traitement procura une guérison complète, et la malade retourna chez elle n'éprouvant plus de douleurs de tête, de maux d'estomac, toutes les fonctions paraissaient s'effectuer régulièrement.

TREIZIÈME OBSERVATION.

Tremblement nerveux de la tête et des mains ; douleurs lombaires.

M. M...., âgé de 53 ans, ancien voyageur de commerce, d'un tempérament nerveux-sanguin, nous est adressé par M. le docteur Brachet. Ce malade a eu une vie très-agitée. Plusieurs affections vénériennes, qu'il a eues dans sa jeunesse, ont nécessité des traitements mercuriaux bien dirigés. Il ne s'est jamais ressenti de ces maladies. Il y a deux ans, sans cause connue, il s'est aperçu que sa tête exécutait certains mouvements auxquels il ne pouvait s'opposer. A ces mouvements vinrent s'adjoindre un tremblement continu de la main droite. Divers traitements furent employés par cet habile praticien, sans obtenir de résultats satisfaisants. Les bains de Plombières furent mis en usage. Ils ne produisirent aucun effet sensible. Le tremblement allant toujours en augmentant, M. le docteur Brachet nous adressa ce malade.

Je prescrivis le traitement suivant : trois verrées d'eau minérale sulfureuse coupée avec du lait ; bains de petit-lait d'une heure et demie de durée ; pendant le jour, un litre de petit-lait clarifié pour boisson, et une alimentation végétale.

Sous l'influence du petit-lait, le malade eut d'abondantes urines et, au bout de dix jours, il me fit part de l'observation qu'il venait de faire d'une certaine quantité de petits graviers qu'il avait rendus pendant la nuit. Le traitement fut continué. Les graviers sortaient chaque fois qu'il urinait. Trois semaines après, il n'en rendait plus. Les douleurs lombaires avaient cessé, le tremblement de la tête avait disparu, il ne restait plus qu'un spasme fort léger à la main droite. Le malade qui, depuis plus de deux ans, ne pouvait plus écrire, correspondait facilement avec sa famille. Il quitta l'établissement très-content de son séjour à Allevard.

QUATORZIÈME OBSERVATION.

Tremblement nerveux des deux mains.

M. le comte de L...., des environs de Montbrison, nous est adressé par M. le docteur Bouchacourt. Ce malade, âgé de plus de 60 ans, a été pris, il y a plusieurs années, d'un tremblement nerveux des deux mains. Divers traitements ont été mis en usage, sans produire d'amélioration. Il a pris les eaux à Vichy, à Néris, à Plombières, à Uriage, sans obtenir d'amélioration. A son arrivée à Allevard, l'agitation spasmodique des mains est telle, qu'il ne peut manger que difficilement, il lui est impossible d'écrire. Il se plaint de quelques douleurs dans la région lombaire. Le sommeil est difficile.

Je prescris l'usage de trois verrées d'eau minérale coupée avec du lait. Un bain de petit-lait matin et soir, d'une heure et demie chaque. Il continue ces bains pendant un mois. Ce traitement commence par procurer un sommeil plus tranquille, l'appétit se réveille, les forces reviennent. Les urines, qui étaient rares dans le principe, deviennent abondantes, claires, et sont suivies de la sortie d'une certaine quantité d'un sable très-fin. A dater de ce moment, le mieux se prononça, l'état spasmodique du malade se calma, et il quitta l'établissement très-satisfait du séjour qu'il y avait fait.

QUINZIÈME OBSERVATION.

M. P...., âgé de 16 ans, d'une constitution très-irritable, a eu une enfance très-heureuse, sa santé avait toujours été bonne, lorsqu'il y a dix-huit mois, il fut pris d'un tremblement nerveux de tout le côté gauche du corps. Divers traitements furent mis en usage. Les bains, les antispasmodiques de toute espèce ont été employés, sans produire d'amélioration. Les préparations de noix vomiques sous toutes les formes ont été employées sans succès.

Il nous est adressé pour suivre un traitement thermal sulfureux. Guidé par les résultats précédents, je me déterminai à lui conseiller l'usage des bains de petit-lait.

Son traitement consista en un litre de petit-lait en boisson dans la matinée, un bain de petit-lait d'une heure dans le principe, et augmenté progressivement jusqu'à deux heures et demie de durée.

Quelques grandes douches sulfureuses furent données. Sous l'action de ce traitement, les mouvements se calmèrent peu à peu et finirent par cesser complétement; aussi quitta-t-il l'établissement entièrement rétabli.

SEIZIÈME OBSERVATION.

Eczéma aigu des cuisses.

M. R..., , maître de forges près de Besançon, âgé de 72 ans, d'un tempérament sanguin, doué d'une forte constitution, est atteint depuis six mois d'une éruption eczémateuse couvrant la surface des cuisses et des jambes. Ce malade nous est adressé par M. le docteur Laboré, de Lyon. Ce savant praticien nous explique que cette éruption sur les membres inférieurs a remplacé un rhumatisme auquel il était sujet. Il a employé, pour combattre cette maladie, des bains sulfureux artificiels, alternés avec des bains de farine d'orge, de froment; des cautérisations avec l'acide chlorhydrique et avec la solution d'azotate d'argent. Cette opération a augmenté momentanément l'inflammation de cette affection.

Le malade étant arrivé à l'établissement le 7 juillet dernier, il me présenta l'état suivant :

L'état du corps est bon, l'appétit très-prononcé, le sommeil difficile, les démangeaisons et les cuissons qu'éprouve le malade sont très-vives. Elles ont lieu surtout pendant la nuit.

L'examen de la surface du corps me montre que le dos, la tête, sont recouverts de squames épaisses, le tissu cutané qu'elles recouvrent est peu irrité. Cependant il y éprouve des démangeaisons. Les cuisses, depuis leur partie supérieure jusqu'au niveau des articulations des pieds, ne présentent qu'une surface d'un rouge très-vif. Le derme est partout à nu, il est le siége d'une inflammation très-vive déterminant des cuissons très-douloureuses qui ne peuvent être calmées que par des applications de fromage blanc recouvert de feuilles de laitue.

Je prescris au malade trois verrées d'eau minérale sulfureuse, un bain de petit-lait à 25° centig. de deux heures de durée, un régime végétal et le repos sur son lit. Je fais suivre ce traitement pendant six jours, au bout desquels le malade se trouve un peu mieux ; les démangeaisons, les cuissons se sont un peu calmées. Je fais prendre deux bains de petit-lait par jour, pendant huit jours. Les cuisses ne sont recouvertes, après le bain, que d'une simple compresse de batiste. Au bout de ces huit jours, une partie des ulcérations s'est cicatrisée, le sommeil est revenu, les squames de la tête et du dos sont tombées, et le malade n'éprouve déjà plus de démangeaison dans ces parties. Les cuissons des extrémités inférieures sont bien calmées. Je fais ajouter un sixième d'eau sulfureuse au bain de petit-lait, le malade s'en trouve bien. Je fais augmenter progressivement la quantité d'eau sulfureuse, et j'arrive ainsi à lui faire prendre des bains sulfureux purs. Ce traitement, continué pendant un mois, a donné lieu à une guérison complète. A son départ de l'établissement, le tissu cutané est cicatrisé, le malade n'éprouve plus aucune démangeaison. Une lettre qu'il a écrite depuis confirme sa guérison.

Cette dernière observation fait voir quelle grande influence exerce sur les inflammations du derme la matière mucilagineuse contenue dans le petit-lait.

Je pourrais donner encore plusieurs observations que j'ai recueillies sur les divers cas de maladies pour lesquelles les malades ont été envoyés prendre les bains de petit-lait; mais je crois que celles qui ont été citées dans ce mémoire sont suffisantes pour montrer la puissante action thérapeutique du petit-lait, qui, dans les affections chroniques des organes pulmonaires ou abdominaux, nous a procuré ainsi des succès inespérés. Associé à l'eau sulfureuse d'Allevard, en détruisant chez quelques malades l'excitation produite par le principe sulfureux, j'ai pu guérir certaines affections qui, sans ce moyen, n'auraient pu être modifiées.

Chaque année, j'aurai soin de recueillir toutes les observations des malades qui feront usage des bains de petit-lait; elles feront le sujet d'un Annuaire médical de l'établissement thermal d'Allevard.

Allevard, 24 janvier 1850.

Le médecin-inspecteur,

B. NIÈPCE.

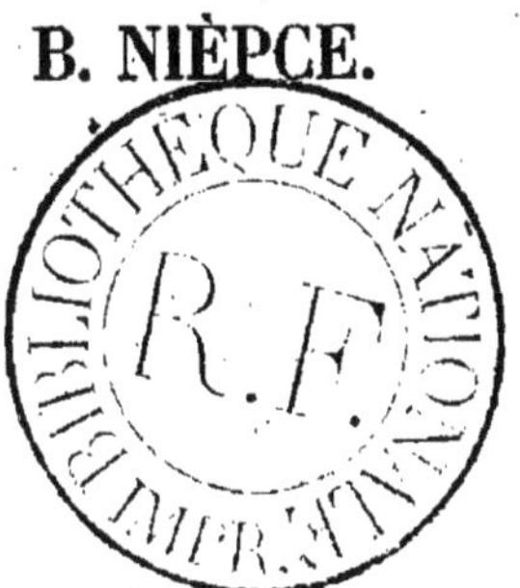

www.ingramcontent.com/pod-product-compliance
Ingram Content Group UK Ltd.
Pitfield, Milton Keynes, MK11 3LW, UK
UKHW020532230726
13925UKWH00005B/2272